LA VACUNA

HISTOIRES D'ESPIONS
ET D'ENVAHISSEURS

por el laureado del ACONTECIMIENTO DEL AÑO de LINKED IN AND TOWN HALL.
NOMINADO EY EMPRENDEDOR DEL AÑO
GRAN HOMENAGE LYS DIVERSIDAD
TOP 100 DOCTORES MUNDIALMENTE

Dr. BAK NGUYEN, DMD

&

WILLIAM BAK

AGRADECIMIENTOS ESPECIALES:

Dr. JEAN DE SERRES por la revisión científica
BRENDA GARCIA por la revisión
y la traducción al ESPAÑOL.

PARA TODOS LOS QUE BUSCAN COMPRENDER UNA VACUNA DE FORMA CIENTÍFICA, EXPRESADO EN PALABRAS QUE COMPRENDERÁN.

por el **Dr.** BAK NGUYEN
& WILLIAM BAK

Revisado cientificamente por el **Dr.** JEAN DE SERRES

Revisado por BRENDA GARCIA

De Canadá, **Dr. BAK NGUYEN**, obtuvo la nominación de empresario del año por Ernst & Young, el Grand Homenaje Lys DIVERSITY, el premio de Acontecimientos del año en los LinkedIn & TownHall Awards, y el título de TOP 100 Doctores en 2021. El Dr. Bak es un dentista cosmético, CEO y fundador de Mdex & Co. Su empresa está revolucionando el campo dental. Orador y motivador, escribió 72 libros dentro de 36 meses, acumulando muchos récords mundiales (por oficializar). Sus libros cubren temas diversos:

- **EMPRENDIMIENTO**
- **LIDERAZGO**
- **BÚSQUEDA DE IDENTIDAD**
- **ODONTOLOGÍA Y MEDICINA**
- **PATERNIDAD**
- **LIBROS INFANTILES**
- **FILOSOFÍA**

En 2003, fundó Mdex, una empresa de odontología a través de la cual, en 2018, lanzó el proyecto privado más ambicioso para reformar la industria odontológica en todo Canadá. Como filósofo, tiene en su corazón la búsqueda de la felicidad de las personas que lo rodean, pacientes y colegas por igual. En 2020, lanzó una iniciativa de colaboración internacional llamada **THE ALPHAS** para compartir conocimientos y para que los empresarios y médicos prosperen a través de la mayor pandemia y depresión económica de nuestro tiempo.

En 2016, fue cofundador, con su pareja Tranie Vo, de Emotive World Incorporated, una empresa de investigación tecnológica para utilizar la tecnología para potenciar la felicidad y el intercambio. U.A.X., la experiencia audio ultimo grito, es el proyecto histórico en el que ahora trabaja su equipo, utilizando las técnicas de la industria del cine y los avances en INTELIGENCIA ARTIFICIAL para salvar la industria del libro y mejorar el espacio de educación continua.

Estos proyectos han permitido al Dr. Nguyen de atraer los intereses de la comunidad internacional y diplomática y ahora es el centro de una discusión global sobre el bienestar y el futuro de la profesión de la salud. Es de esa forma que comparte sus pensamientos y alienta a la comunidad de la salud a compartir sus propias historias.

"¡No vale la pena atravesar esto solos! Juntos nos sostenemos; solos, caemos".

Orador, motivador y emprendedor en serie, filósofo y autor, según sus propias palabras, el Dr. Nguyen se describe a sí mismo como dentista por circunstancias, emprendedor por naturaleza y comunicador por pasión. También posee reconocimientos del Parlamento canadiense y del Senado canadiense.

William Bak, de Canadá, es un prodigio de 10 años. A la edad de 8 años, co-escribió una serie de libros acerca de las gallinas con su padre, el Dr. Bak. Juntos, están cambiando el mundo, una mente a la vez, escribiendo libros para niños. Hasta ahora, tienen 23 libros juntos.

Co-escribió los 10 libros sobre las gallinas en INGLÉS y luego tuvo que traducir sus propios libros al FRANCÉS. Así obtuvo 20 libros de gallinas. William también co-escribió 2 libros para los padres con su padre, el Dr. Bak, THE BOOK OF LEGENDS volúmenes 1 y 2. El volumen 3 está en producción.

Para promocionar sus libros, William subió al escenario por primera vez en 2019, hablando frente a una multitud de más de 300 personas. Desde entonces, ha aparecido en muchos videos para hablar de sus libros y próximos proyectos.

En medio de la crisis del COVID, se aburrió y comenzó su CANAL DE YOUTUBE: GAMEBAK, revisando videojuegos.
A finales de 2020, se ha incorporado a THE ALPHAS como el presentador más joven del próximo proyecto mundial COVIDCONOMICS, en el que dará su perspectiva y acogerá las opiniones de su generación.

"Te lo mostraré. No te forzaré. Pero no te esperaré.
- William Bak y el Dr. Bak

Al escribir con su papá, William tiene récords mundiales por oficializar:

- El autor más joven escribiendo en 2 idiomas
- Coautor de 8 libros en un mes
- El primer niño en haber escrito 20 libros para niños.

LA VACUNA

POR EL DR. BAK NGUYEN & WILLIAM BAK

TRADUCIDO POR BRENDA GARCÍA

PRÓLOGO

PRÓLOGO

LAS PREGUNTAS

POR EL DR. BAK NGUYEN & WILLIAM BAK

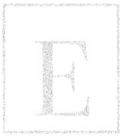

E sta mañana,

William, mi hijo de 10 años

Me despertó con un gran signo de interrogación

En su frente.

Papá, ¿qué es una vacuna?

¿Y por qué deberíamos recibir una?

¿Es peligroso?

¿Cómo funciona?

¿Es el coronavirus que nos estamos inyectando?

¿Podemos morir por eso?

Papá, no tiene sentido de inyectarnos el Coronavirus,

Entonces, ¿por qué hacerlo?

No sé de dónde vino todo eso

Pero estas eran seguramente preguntas legítimas.

William, sé que tienes muchas preguntas.

Abordémoslas una por una,

¿De acuerdo?

"No hay preguntas tontas. Solo respuestas tontas."

- Dr. Bak Nguyen

Si pudieras dejarme

Cepillarme los dientes primero...

PREGUNTA #1

¿QUÉ ES UNA VACUNA?

POR EL DR. BAK NGUYEN & WILLIAM BAK

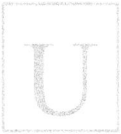

U na vacuna es una solución

Que los profesionales médicos inyectan en la gente

Para evitar que se enfermen.

Es una parte inactiva del virus que se llama ARN

Que se inyecta en tu cuerpo

Para que tu cuerpo pueda formar anticuerpos

Para combatir el virus real.

"¿Eh???"

— William Bak

Ves William,

Un virus es como una invasión alienígena.

Cuando los alienígenas entran,

Nuestro cuerpo necesita sus fuerzas policiales

Y su ejército para detenerlos.

La mayor parte del tiempo

Los alienígenas son obvios

Y fáciles de reconocer.

Otras veces,

Son invisibles para nosotros

O están disfrazados,

Pareciéndose a la población local.

Entonces, como espías,

Se infiltran en nuestros cuerpos

Y preparan su invasión.

Entonces una vacuna es una forma

Para nuestras fuerzas policiales y ejército

De identificar y apuntar

A los espías alienígenos disfrazados.

Esto es lo que es una vacuna

Desde un punto de vista científico

Expresado con palabras que puedes comprender.

PREGUNTA #2

¿POR QUÉ EL VIRUS QUIERE ENTRAR EN NUESTRO CUERPO?

POR EL DR. BAK NGUYEN & WILLIAM BAK

L La respuesta es simple.
Buscan un hogar cálido.

Los virus son mucho más pequeños que los humanos.

Somos como un planeta para ellos.

Nos miran y ven un planeta.

Uno para explorar,

Uno para conquistar.

Nuestro cuerpo es el hogar de nuestras células.

Las células son nuestra población.

Los virus son incluso más pequeños que las células.

Como cualquier buen invasor alienígeno,

Entran en nuestras células

Y toman el control.

Por eso, desde afuera,

Nuestras células no pueden ver la diferencia

Entre una célula normal

Y una contaminada.

Una vez que una célula se contamina,

Se enferma

Y poco a poco se transforma en un zombi.

En ese momento, son fáciles de identificar.

Pero para entonces, puede que sea demasiado tarde para salvarlas.

Es por eso que debemos enviar

El paquete especial antes de la invasión.

Entonces nuestro cuerpo tiene tiempo para entrenarse

Y crear unidades especiales

Que llevan el nombre clave de "**ANTICUERPOS**".

Esto es lo que es una vacuna

Desde un punto de vista científico

Expresado con palabras que puedes comprender.

PREGUNTA #3

¿POR DÓNDE ENTRA EL VIRUS?

POR EL DR. BAK NGUYEN & WILLIAM BAK

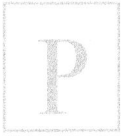

Puedes contraer el virus
Por cualquier entrada de tu cuerpo.
Tu boca, tu nariz
Tu ojo, tu oído
E incluso tu piel.

El virus es tan pequeño
Que puede entrar
Por todos estos lugares.

Tu mejor protección
Es limpiarte las manos seguido
Y llevar un cubre-bocas especial
Para bloquear las entradas de tu cuerpo
Hasta que tengas una vacuna
Y tengas una manera
De impedir al virus de entrar a tu cuerpo.

Esto es lo que es una vacuna
Desde un punto de vista científico
Expresado con palabras que puedes comprender.

PREGUNTA #4

¿QUÉ HACE EL VIRUS UNA VEZ DENTRO DE NUESTRO CUERPO?

POR EL DR. BAK NGUYEN & WILLIAM BAK

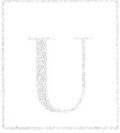

U na vez dentro de nuestro cuerpo,
El virus intentará
Establecer una base.

Sus espías se infiltrarán en algunas de nuestras células
Y se agruparán.
El virus no tiene ningún medio de comunicación,
Entonces no puede pedir refuerzos al exterior del cuerpo.

Es una invasión
Y una vez adentro,
El virus permanece discreto como espía
E identifica qué células dominar.

Luego, una vez dentro de las células,
El virus se copiará a sí mismo
Para crear sus propios escuadrones de espías.

Si nadie los ha arrestado todavía,
Los espías saldrán
Y encontrarán nuevas células para infectar.
Cada vez que se infiltran en una célula,
Establecen una nueva base,
Una nueva fábrica
Para crear más alienígenas como ellos.

Si nuestras fuerzas policiales actúan a tiempo,

Rodean las células contaminadas

Antes de que se conviertan en zombis

Y las salvan.

Si actuamos demasiado tarde,

La mayoría de nuestras células ya estarán contaminadas.

Estarán enfermas o se habrán convertido en zombis.

Para entonces, puede que sea demasiado tarde

Y la policía tendrá que llamar al ejército.

Una vez que llega el ejército,

No es ninguna broma.

Queman todas las células del barrio.

Si eso no funciona,

Lanzan una bomba nuclear.

No quieres un ataque nuclear

Dentro de tu propio cuerpo.

Esto ocurre solamente si tu ejército está perdiendo la batalla

Contra las células zombis y los alienígenas.

Esto es lo que es una vacuna

Desde un punto de vista científico

Expresado con palabras que puedes comprender.

PREGUNTA #5

¿POR QUÉ DEBERIAMOS VACUNARNOS?

POR EL DR. BAK NGUYEN & WILLIAM BAK

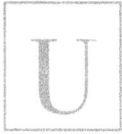

U na vacuna es un paquete especial
Para tu cuerpo.
Para formar anticuerpos
Para combatir el virus.

"¿Eh???"
- William Bak

Es una manera para tu ejército
De obtener lentes especiales
Para ver a los espías alienígenos
Y para detenerlos.

Sabiendo quiénes son,
No incendiarán todo el vecindario
Ya que ahora podrán apuntar
Solamente a los espías alienígenos.

¿Rechazarías herramientas de ese estilo
Para tus fuerzas policiales?

Si te niegas,

No tendrás esas herramientas

Para separar a los espías alienígenos

Del resto de su población normal (las células),

O arrestarán a la gente equivocada,

Gente inocente,

O fallarán en su tarea de proteger a tu cuerpo

¡Y los espías alienígenos tomarán el control!

¡Es tu elección!

Esto es lo que es una vacuna

Desde un punto de vista científico

Expresado con palabras que puedes comprender.

PREGUNTA #6

¿ES PELIGROSO?

POR EL DR. BAK NGUYEN & WILLIAM BAK

L as vacunas existen desde siglos
Y han salvado a millones de personas
De infecciones.

Tú también has recibido muchas vacunas
Contra diferentes virus.
Eres fuerte y saludable, ¿no?

En casos raros,
Algunas personas desarrollan efectos secundarios adversos.
Y hay complicaciones.
Pero son excepciones
No es la regla general.

De lo contrario, ya estaríamos todos muertos
Ya que todos hemos sido vacunados.

"¿Entonces, es peligroso???"
- William Bak

Cuando tus soldados
Reciben el equipo especial,

Deben aprender a usarlo
Y adaptarse a él.

Ya que se trata de lentes
Y de municiones especiales,
Y a veces de bombas especiales,
Algunos de tus soldados pueden resultar heridos
Aprendiendo a usarlos.

Las vacunas son armas para luchar contra los alienígenas (los virus),
No son juguetes.
Son eficientes
Respetan un protocolo de seguridad
Son de buen uso
Y hacen mucho bien.
Pero ciertas veces, pueden causar daños.

En el caso de la gente
Que se ha enfermado por una vacuna,
No es su culpa,
Solo necesitan encontrar una manera
Para que su cuerpo pueda entender
El protocolo de seguridad de la vacuna.
No todos los cuerpos hablan el mismo idioma.

Esto es lo que es una vacuna

Desde un punto de vista científico

Expresado con palabras que puedes comprender.

PREGUNTA #7

¿CÓMO FUNCIONA?

POR EL DR. BAK NGUYEN & WILLIAM BAK

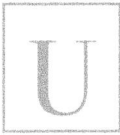

U na vacuna es
Una parte inactiva de un virus,
Llamada ARN.

Esa parte es inyectada
En nuestro cuerpo
Y es copiada para formar
Detectores de ese virus específico.
A esos se les llama
Anticuerpos.

"Entonces ¿Son enemigos de nuestro cuerpo?"
- William Bak

No, ellos son los detectores
Que identifican a los enemigos
Y a los espías alienígenos.

Los anticuerpos son unidades especiales
Patrullando nuestro cuerpo para detener el virus.
Si identifican uno,

Se pegan a él
Y piden refuerzos.

Entonces, la fuerza policial arrestará
Al espía alienígeno (el virus)
Y lo eliminará.

Las unidades especiales
Se llaman Anticuerpos.
Las fuerzas policiales y el ejército
Se llaman glóbulos blancos.

Si la policía arresta a los espías alienígenos,
Detienen la invasión
Y la guerra nunca ocurre.
De esa manera, no te enfermas.
De lo contrario, es posible que necesites quedarte en cama
Y comer caldo de pollo caliente.

Esto es lo que es una vacuna
Desde un punto de vista científico
Expresado con palabras que puedes comprender.

¿ES EL VIRUS CON EL QUE NOS ESTAMOS INYECTANDO?

POR EL DR. BAK NGUYEN & WILLIAM BAK

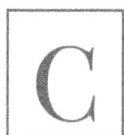

C omo lo dije antes,
Solo se inyecta
Una pequeña parte del virus
No el virus en sí.

Es como obtener
Una huella digital de los espías alienígenos
Y una fotografía de su rostro

No significa
Que les hemos abierto la puerta
O que les hemos dado acceso a nuestro cuerpo
Con algún tipo de pasaporte.

Simplemente es para saber cómo se ven
Los espías alienígenos.
Para que las fuerzas especiales puedan identificarlos
Y nuestras fuerzas policiales
Puedan arrestarlos

Esto es lo que es una vacuna
Desde un punto de vista científico
Expresado con palabras que puedes comprender.

¿PODEMOS MORIR DE ESO?

POR EL DR. BAK NGUYEN & WILLIAM BAK

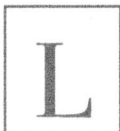

L a respuesta es
Que existen riesgos de complicaciones.

Algunos cuerpos no pueden leer
El protocolo de seguridad
Y pueden reaccionar a la vacuna
Como si fuera el propio espía alienígeno.

En ese caso,
En lugar de crear una unidad especial
Eso duplicará las fotos
Y la huella digital del virus.
El cuerpo llamará al ejército
El cual lanzara una bomba nuclear contra la vacuna.

La bomba nuclear, llamada **inflamación**
No hace distinción entre
Los alienígenas o la población celular normal.
Todo el mundo sale herido.

El daño es causado por esa arma nuclear
Que lanza el cuerpo
Sobre la vacuna.

Tenlo por seguro,
Siempre hay un riesgo de que eso suceda,

Pero no sucede seguido.

Aunque sí sucede a veces.
Por eso es tan importante
Que los protocolos de seguridad
Sean entregados
Y entendidos
Por nuestro cuerpo.

Una vacuna no es un enemigo.
Es una forma de crear
Unidades especiales
Que identifican a los espías alienígenos
Para que nuestro cuerpo no se destruya sí mismo
Por error.

"¿Cuándo es demasiado tarde para
recibir una vacuna?"

- William Bak

Una vacuna solo funcionará
Antes de que el virus entre en tu cuerpo

O cuando hay muy pocos espías.

Pero una vez que han aparecido las células zombis,
Es demasiado tarde para la vacuna.
Para entonces, tendrás que llamar al ejército
Y bombardear algunos barrios de células.

En ese momento te sentirás enfermo,
Quizás tendrás fiebre,
Y con suerte, después de unos días
Te mejorarás.

Tu ejército habrá acabado con la invasión

Esto es lo que es una vacuna
Desde un punto de vista científico
Expresado con palabras que puedes comprender.

NO TIENE SENTIDO INYECTARNOS EL VIRUS, ¿POR QUÉ HACERLO?

POR EL DR. BAK NGUYEN & WILLIAM BAK

P ues tienes razón.
No tiene sentido inyectarnos
Nosotros mismos con el Coronavirus.
Una vacuna no es eso.

Como hemos dicho,
Se trata de enviar un paquete especial a nuestro cuerpo
Para que se prepare
A la invasión

En el paquete especial
Están las instrucciones y las armas
Para entrenar unidades especiales
Que identifican a los espías alienígenos específicamente.

No estamos enviando espías alienígenos
En nuestro cuerpo,
Solo formas de identificarlos
Y de preparar nuestras tropas,
Las unidades especiales (los **anticuerpos**).

Esto es lo que es una vacuna
Desde un punto de vista científico
Expresado con palabras que puedes comprender.

¿PUEDO COMERME LA VACUNA EN VEZ DE INYECTÁRMELA?

POR EL DR. BAK NGUYEN & WILLIAM BAK

D esafortunadamente,
La vacuna necesita
Ser inyectada dentro de tu cuerpo
Para ser eficiente.

Si te la tomas por la boca,
Comiéndola
O bebiéndola,
No funcionará.

"¿Por qué, papá? Aun así está
entrando en tu cuerpo..."
- William Bak

Piénsalo de esta manera:
Necesitas entregar
El paquete especial
A la base central de la unidad especial.
En cambio, si lo comes,
Lo estarás entregando a la cocina.
¿Cómo crees que funcionará?

Después de la cocina, sigue el baño.

Si ingieres o bebes la vacuna,

Tus tropas especiales seguirán esperando

Y nunca recibirán tu envío.

"¿En serio papá? ¿La cocina?"
- William Bak

De hecho, se trata de tu estómago.

Y el baño es tu intestino.

Es simplemente más fácil

De imaginarlo de esa manera.

En realidad, una vez en tu estómago,

La vacuna será digerida

Y descompuesta como comida

Y el paquete se cancelará.

En ese caso,

Los alienígenas saldrán victoriosos.

¿Eso es lo que quieres?

Entonces

¡No comas ni bebas la vacuna!

Esto es lo que es una vacuna

Desde un punto de vista científico

Expresado con palabras que puedes comprender.

¿TODO ESO ES VERDAD PAPA? ¿O SOLO ESTÁS JUGANDO CONMIGO?

POR EL DR. BAK NGUYEN & WILLIAM BAK

E sta es toda la verdad.
Eso lo aprendí al volverme médico.
Incluso un dentista tiene que saber
Cómo funciona una vacuna.

Solo puse las explicaciones
En palabras que entenderías fácilmente,
Hablando de unidades especiales,
Espías alienígenos e invasiones.

De hecho, no estoy tan lejos de la realidad.
En la escuela de medicina
Hablamos de infecciones por virus
Como de invasiones
Y seguido comparamos nuestro cuerpo y sus reacciones de
defensa
Con medidas de guerra.

Pregúntales a todos los doctores,
Todos te contarán su versión de esta historia,
Y el tema de la guerra siempre estará presente.
¿Por qué? Porque es lo que de verdad pasa
Dentro de nuestro cuerpo.
Una lucha y una guerra para mantener
Al virus bajo control.

Y con esto,

La mayoría de sus preguntas habían desaparecido.

Luego apareció una nueva en su rostro:

"¿Papa, tienes hambre?"

- William Bak

Esto es lo que es una vacuna

Desde un punto de vista científico

Expresado con palabras que puedes comprender.

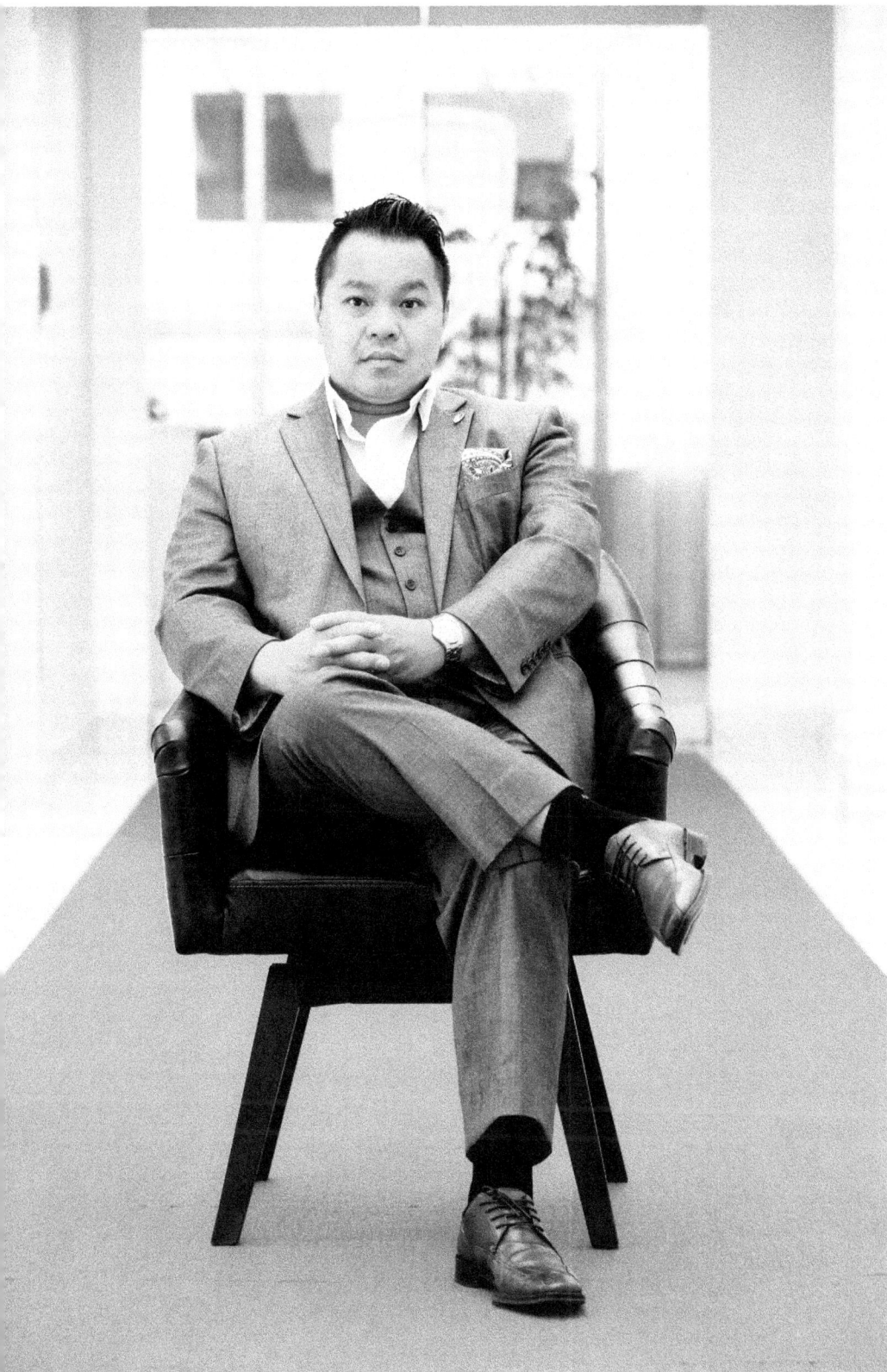

De Canadá, **Dr. BAK NGUYEN**, obtuvo la nominación de empresario del año por Ernst & Young, el Grand Homenaje Lys DIVERSITY, el premio de Acontecimientos del año en los LinkedIn & TownHall Awards, y el título de TOP 100 Doctores en 2021. El Dr. Bak es un dentista cosmético, CEO y fundador de Mdex & Co. Su empresa está revolucionando el campo dental. Orador y motivador, escribió 72 libros dentro de 36 meses, acumulando muchos récords mundiales (por oficializar). Sus libros cubren temas diversos:

- **EMPRENDIMIENTO**
- **LIDERAZGO**
- **BÚSQUEDA DE IDENTIDAD**
- **ODONTOLOGÍA Y MEDICINA**
- **PATERNIDAD**
- **LIBROS INFANTILES**
- **FILOSOFÍA**

En 2003, fundó Mdex, una empresa de odontología a través de la cual, en 2018, lanzó el proyecto privado más ambicioso para reformar la industria odontológica en todo Canadá. Como filósofo, tiene en su corazón la búsqueda de la felicidad de las personas que lo rodean, pacientes y colegas por igual. En 2020, lanzó una iniciativa de colaboración internacional llamada **THE ALPHAS** para compartir conocimientos y para que los empresarios y médicos prosperen a través de la mayor pandemia y depresión económica de nuestro tiempo.

En 2016, fue cofundador, con su pareja Tranie Vo, de Emotive World Incorporated, una empresa de investigación tecnológica para utilizar la tecnología para potenciar la felicidad y el intercambio. U.A.X., la experiencia audio ultimo grito, es el proyecto histórico en el que ahora trabaja su equipo, utilizando las técnicas de la industria del cine y los avances en INTELIGENCIA ARTIFICIAL para salvar la industria del libro y mejorar el espacio de educación continua.

Estos proyectos han permitido al Dr. Nguyen de atraer los intereses de la comunidad internacional y diplomática y ahora es el centro de una discusión global sobre el bienestar y el futuro de la profesión de la salud. Es de esa forma que comparte sus pensamientos y alienta a la comunidad de la salud a compartir sus propias historias.

"¡No vale la pena atravesar esto solos! Juntos nos sostenemos; solos, caemos".

Orador, motivador y emprendedor en serie, filósofo y autor, según sus propias palabras, el Dr. Nguyen se describe a sí mismo como dentista por circunstancias, emprendedor por naturaleza y comunicador por pasión. También posee reconocimientos del Parlamento canadiense y del Senado canadiense.

www.DrBakNguyen.com

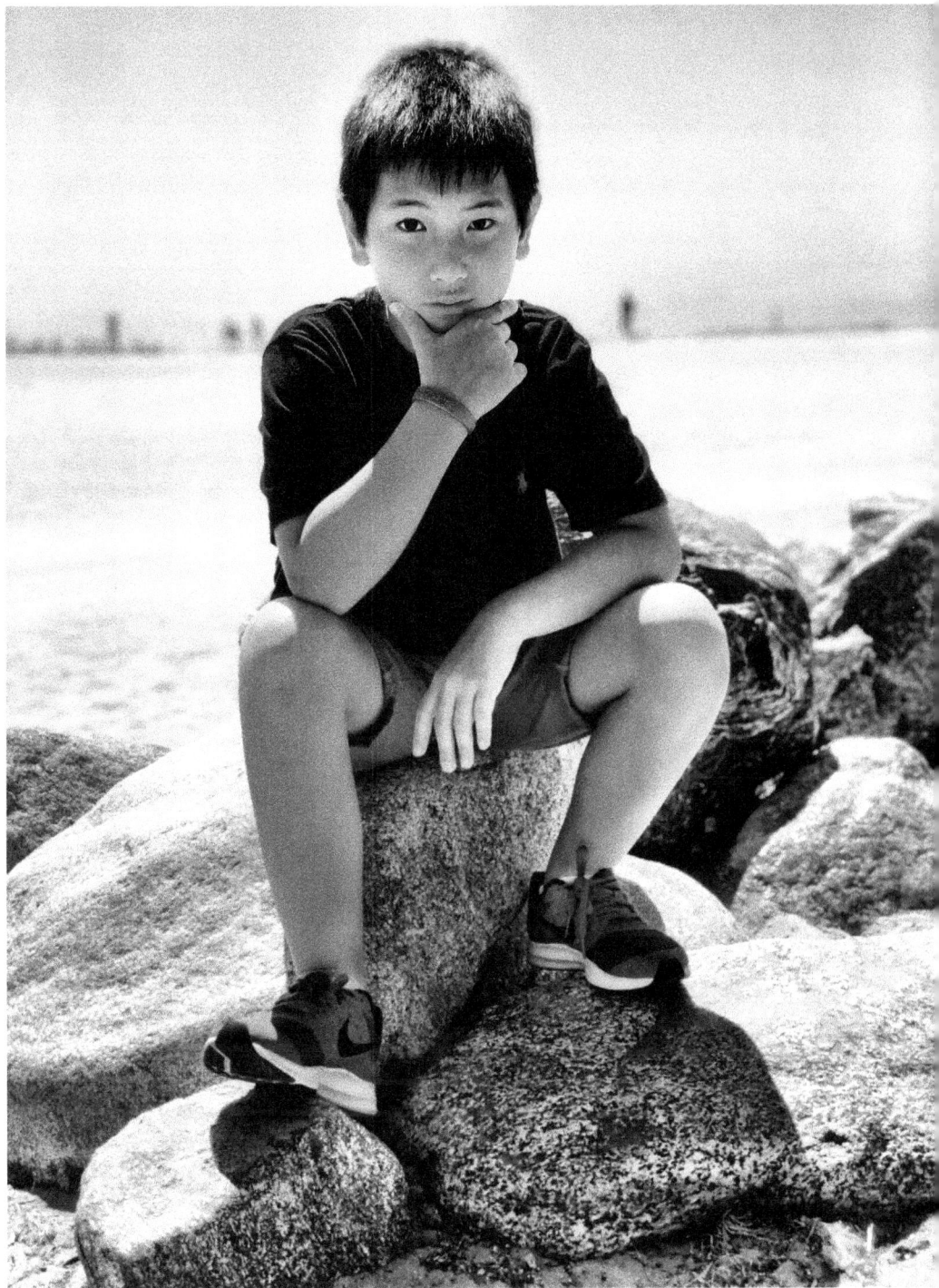

William Bak, de Canadá, es un prodigio de 10 años. A la edad de 8 años, co-escribió una serie de libros acerca de las gallinas con su padre, el Dr. Bak. Juntos, están cambiando el mundo, una mente a la vez, escribiendo libros para niños. Hasta ahora, tienen 23 libros juntos.

Co-escribió los 10 libros sobre las gallinas en INGLÉS y luego tuvo que traducir sus propios libros al FRANCÉS. Así obtuvo 20 libros de gallinas. William también co-escribió 2 libros para los padres con su padre, el Dr. Bak, THE BOOK OF LEGENDS volúmenes 1 y 2. El volumen 3 está en producción.

Para promocionar sus libros, William subió al escenario por primera vez en 2019, hablando frente a una multitud de más de 300 personas. Desde entonces, ha aparecido en muchos videos para hablar de sus libros y próximos proyectos.

En medio de la crisis del COVID, se aburrió y comenzó su CANAL DE YOUTUBE: GAMEBAK, revisando videojuegos.
A finales de 2020, se ha incorporado a THE ALPHAS como el presentador más joven del próximo proyecto mundial COVIDCONOMICS, en el que dará su perspectiva y acogerá las opiniones de su generación.

"Te lo mostraré. No te forzaré. Pero no te esperaré.
- William Bak y el Dr. Bak

Al escribir con su papá, William tiene récords mundiales por oficializar:

- El autor más joven escribiendo en 2 idiomas
- Coautor de 8 libros en un mes
- El primer niño en haber escrito 20 libros para niños.

UAX

ULTIMATE AUDIO EXPERIENCE

Une nouvelle façon d'apprendre tout en se divertissant grâce aux films-audio. UAX est plus qu'un livre audio, ils ont été conçus afin de stimuler l'imaginaire afin de garder l'intérêt du public, même des gens visuels. Les UAX ont été conçus pour divertir tout en conservant le caractère éducatif des livres. Les film-audio UAX sont les blockbusters de l'univers des livres Audio.

La bibliothèque du Dr. Bak sera rendue disponibles en format UAX au cours des prochains mois. Des négociations sont aussi entamées pour ouvrir le format UAX à tous les auteurs désirant élargir leur audiences.

Découvrez l'expérience UAX dès aujourd'hui en streaming sur Spotify, Apple Music ainsi que chez tous les grands distributeurs de musiques digitales.

AMAZON - BARNES & NOBLE - APPLE BOOKS - KINDLE
SPOTIFY - APPLE MUSIC

COMBO
PAPERBACK/AUDIOBOOK
ACTIVATION

Please register your book to receive the link to your audiobook version. Register at:
https://baknguyen.com/vaccin-registry

FROM THE SAME AUTHOR
Dr Bak Nguyen

www.DrBakNguyen.com

The Trilogy of Legends

THE SPIES AND ALIENS COLLECTION

DENTISTRY

COVIDCONOMICS 074
THE GENERATION AHEAD
BY Dr BAK NGUYEN

THE POWER OF YES

www.DrBakNguyen.com

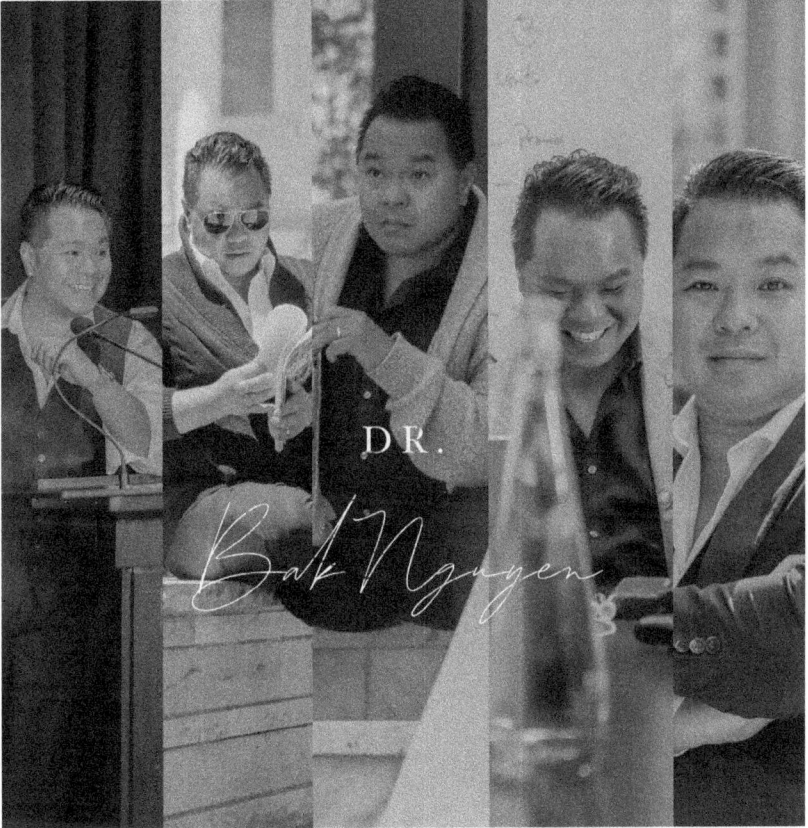

DR.
Bak Nguyen

www.ingramcontent.com/pod-product-compliance
Lightning Source LLC
Chambersburg PA
CBHW060638210326
41520CB00010B/1649